AF465078

CONSEILS

POUR LES FEMMES

DE QUARANTE-CINQ A CINQUANTE ANS.

On trouve chez le même Libraire l'*Essai sur le Lait*, *de M. Petit-Radel*, 1 vol. *in-8°.* 3 liv. broché; & l'*Essai sur la théorie & la pratique des Maladies vénériennes*, *du D. Nisbet*, 1 vol. *in-8°.* 4 liv. broché.

CONSEILS
POUR LES FEMMES
DE QUARANTE-CINQ A CINQUANTE ANS.

OU

CONDUITE A TENIR
LORS DE LA CESSATION DES RÉGLES;

PAR le célebre Praticien de Londres le D. FOTHERGILL.

EXTRAIT des Observations & Recherches de la Société Médicale de Londres.

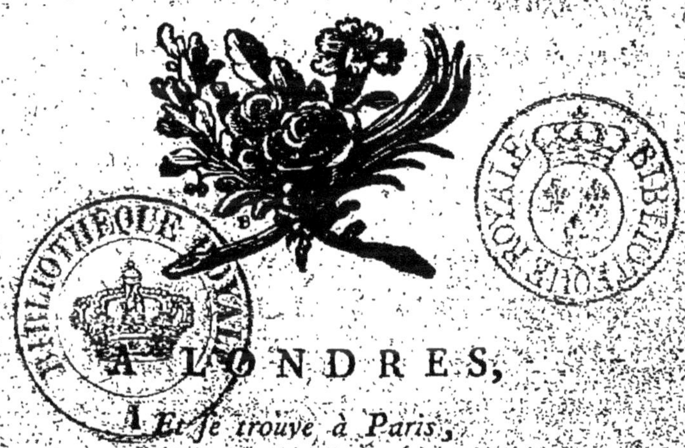

A LONDRES,

Et se trouve à Paris,

Chez BRIAND, Libraire, Quai des Augustins, N°. 50;
& au 1er Octobre prochain, Hôtel de Villiers,
rue Pavée St.-André-des-Arts.

M. DCC. LXXXVIII.

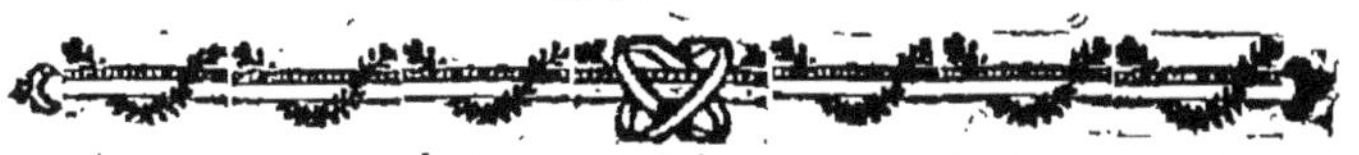

CONSEILS

Pour les Femmes de quarante-cinq à cinquante ans, ou conduite à tenir lors de la cessation des régles ; par le célebre Praticien de Londres le D. Fothergill. *Extrait des Observations & Recherches de la Société Médicale de Londres.*

A LA SOCIÉTÉ MÉDICALE.

Messieurs,

Il est un période de la vie que la plupart des femmes voyent arriver avec une inquiétude qui n'est pas sans motifs ; car c'est de la maniere dont elles le passent que dépend le bon ou le mauvais succès de la santé qu'elles doivent avoir le reste de leurs jours.

Les opinions variées & plus ou moins erronées sur la cessation du flux menstruel, & ses suites, propagées d'âge en âge, ont rendu bien amers les momens de réflexion de beaucoup de femmes sensibles. Elles n'ont point été les seules qui, à cet égard, se soient laissées entraîner dans l'erreur; car plusieurs de ceux même qui, par état, auraient dû s'en laisser moins imposer, ont été comme elles maîtrisés par les préjugés: mais s'il est des Praticiens, respectables & judicieux à tout autre égard, qui n'aient point favorisé ces idées fausses & bien propres à jetter l'alarme, ils ne se sont pas efforcés, d'une autre part, à les redresser, ni à dissiper les craintes avec l'empressement & l'humanité que l'épouvante inconsidérément jettée sur l'esprit, pouvait exiger.

Mon dessein ici est de ramener le calme, d'éloigner toutes les appréhensions mal fondées que le sexe pourait avoir, & de les remplacer par la sécurité qu'une confiance raisonnée peut donner, ensorte qu'avec peu de moyens, la Nature puisse ſe ſuffire à elle-même en cette circonſtance.

Il vous faut oublier, pour un moment, que je ſoumets ces remarques au jugement d'une Société dont chaque Membre eſt certainement un Juge d'autant plus compétent, qu'il aurait mieux rempli l'entrepriſe que moi; j'écris pour les jeunes Médecins, qui, quoique s'étant appliqués à l'étude & à la pratique générale de notre profeſſion avec le plus grand zèle & le plus grand ſuccès, peuvent cependant fort bien ignorer où ils trouveront de quoi ſe ſatisfaire, eux & leurs malades, ſur le ſujet dont il s'agit; & enfin quels conſeils ils doivent donner aux femmes quand leurs évacuations périodiques menacent de les quitter?

Propoſer un régime qui convienne aux différens cas qui peuvent ſe préſenter, ce ſerait toucher une matiere qui demanderait un volume; auſſi n'en ferons-nous rien, ne nous propoſant que de donner quelques régles générales, ſans entrer dans une deſcription minutieuſe du commencement, du progrès & de la terminaison du flux menstruel. Nous supposons toutes ces choses déja connues : la seule à savoir est ce qu'il faut faire quand les régles sont près de cesser entierement, & quels conseils l'on doit donner aux femmes qui consultent en pareilles circonstances. Nous savons actuellement que le flux menstruel n'est pas ce que la plupart des personnes du sexe ont trop long-temps & trop généralement cru, l'évacuation d'une humeur peccante & morbifique, quelquefois âcre & maligne, dont la rétention ne manque jamais d'être nuisible à la constitution par ses qualités délétéres. Il n'est point nécessaire que je vous rapporte l'opinion des Anciens sur sa nature, que sa malignité était telle, qu'elle pouvait affecter même les corps inanimés ; toutes ces fables sont entiérement tombées en discrédit, excepté chez quelques-unes de celles qu'on ne peut détromper dans une matiere qui doit tant les intéresser.

Il est actuellement reconnu, & le sexe ne saurait être trop bien instruit de cette vérité ; que le flux menstruel ne posséde aucune pareille malignité, qu'il n'est qu'une abondance de ce sang vital & pur qui anime tout le systême d'une personne bien portante, & que sa suppression en général n'est nullement accompagnée d'effets qui soient plus difficiles à dissiper que toute autre affection à laquelle elles sont sujettes.

Il est cependant probable que des humeurs morbifiques & acrimonieuses peuvent s'échapper conjointement avec les régles, quand il en est qui existent ; cela arrive même chez les hommes qui sont sujets aux hémorrhoïdes, ou à d'autres excrétions contre nature.

Les femmes qui malheureusement ont été imbues de bonne heure de ce préjugé, sont naturellement dans les alarmes sur les suites qu'elles appréhendent survenir d'un pareil changement dans leur constitution, & plus elles sont persuadées qu'il se déchargeait régulierement par cette voie tout ce qui avait de la tendance à produire maladie, plus elles sont dans l'appréhension de quelqu'événement fâcheux. Et en effet il n'eſt pas rare de voir ſurvenir, par l'anxiété où elles ſont, des maladies opiniâtres, dont le caractere caché doit moins être attribué à la cauſe dont nous parlons, qu'aux inquiétudes & aux craintes qui bouleverſent tout leur ſyſtême.

En effet, la plus grande partie du flux menſtruel, comme nous l'avons dit, provient du ſuperflu d'un ſang de bonne qualité & bien conditionné ; ce ſuperflu eſt formé pour des vues qu'il était néceſſaire de remplir ; il continue tant que cette néceſſité ſubſiſte, & ceſſe dès que, d'après les loix de l'organiſation de la femme, il n'eſt plus d'aucune utilité.

Les puiſſances qui régiſſent chacune des régions du ſyſtême organique, puiſſances que l'on exprime communément par le terme de Nature, ſuivent un tel ordre dans leur enſemble, qu'elles amenent ſpontanément cette ceſſation ; les humeurs qui devaient s'échapper par l'organe n'y abordent plus, il ne ſe forme plus une ſurabondance de ſang, & les vaiſſeaux qui étaient ci-devant périodiquement fournis, s'affaiſſent alors par degré, & tous ces changemens s'opérent en général ſans la moindre atteinte à la ſanté du ſexe chez qui ils arrivent. Il ne ſerait peut-être pas mal-à-propos de dire ici vers quels temps ces phénomenes paraiſſent d'abord, & le temps fixe de leur ceſſation; mais toutes ces choſes ſe trouvent ſi amplement détaillées par-tout, que les rapporter encore ſerait ſortir des bornes que m'impoſe mon ſujet.

Il eſt beaucoup de femmes chez qui l'écoulement périodique ceſſe ſans qu'elles apperçoivent aucun changement dans l'état ordinaire de leur ſanté. Il en eſt quelques-unes qui, ayant toujours ſouffert pendant une grande partie du temps deſtiné aux apparitions menſtruelles, paraiſſent reprendre une vigueur & une ſanté qu'elles ne connaiſſaient point entre les périodes de la menſtruation. L'on voit ainſi des complexions frêles & délicates, ou ſingulièrement relâchées par des évacuations copieuſes, ſe trouver très-bien de leur ceſſation ; mais toutes malheureuſement ne jouiſſent pas d'un pareil ſort ; il leur ſurvient diverſes maladies qui demandent des ſecours plus ou moins prompts : mais de toutes ces maladies, les plus fréquentes ſont celles qui proviennent de la ſuperfluité du ſang, & de ſon écoulement immodéré, occaſionné par différentes cauſes.

Vers le temps où ce changement doit arriver, ou quelque temps après, nombre de femmes obſervent que les maladies auxquelles elles avaient été ci-devant ſujettes, leur reviennent beaucoup plus fréquemment, & qu'elles ſont plus graves ; auſſi s'en inquiétent-elles plus. Quelques-unes préſentent les ſymptômes les plus décidés de la pléthore ; elles ont des feux ou bouffées de chaleur ; elles paſſent les nuits ſans ſommeil ; elles ont des rêves qui les fatiguent ſingulièrement ; leur reſpiration eſt inégale & laborieuſe. D'autres ſont priſes d'une inflammation dans les entrailles ; il en eſt qui éprouvent des affections ſpaſmodiques en différentes parties, une dureté ou roideur dans les membres ;

ıeurs articulations ſont gonflées, ſouvent elles ſont douloureuſes & enflammées; elles ont des hémorrhoïdes & autres effets d'une plénitude bien caractériſée. Il ſemble dans pareil cas que les organes qui ont été formées par la Nature pour fournir la ſurabondance, continuent à opérer, lors même que le calibre des vaiſſeaux deſtinés à l'évacuer, eſt diminué, ou que les couloirs ſont totalement tombés dans l'affaiſſement.

Ce cas eſt l'oppoſé du premier : dans celui-ci les organes excrétoires continuent à remplir leurs fonctions, & déchargent une portion du ſang de la maſſe commune, pendant que les organes qui ſont deſtinés à fournir le ſurplus dans les complexions faibles, ne peuvent que former la quantité néceſſaire. Et en effet c'eſt de l'inégalité d'opération de ces deux différens organes, que naiſſent le plus grand nombre des maladies qui ſurviennent aux femmes dans ce période critique de leur vie. Chez quelques-unes, le tranſport des humeurs ceſſe avant qu'il ne ſe ſoit produit aucun changement dans les vaiſſeaux excrétoires; chez les autres, les vaiſſeaux excrétoires deviennent incapables de remplir leur office, lorſque les organes qui cherchent à accumuler le ſang continuent encore leur opération, & avec aſſez d'énergie.

D'après ces conſidérations, il ſera moins difficile au Praticien d'établir ſon jugement ſur le caractere des maladies qui arrivent alors, & ſur la conduite qu'il doit tenir. Il lui ſera aiſé de découvrir juſqu'où les évacuations pourront être utiles, & quand d'autres moyens curatifs deviendront néceſſaires. Les femmes qui ſont d'une complexion pléthorique, celles qui ſont accoutumées à des évacuations copieuſes, trouveront un grand ſoulagement dans la ſaignée, mais il faut qu'elle ſoit fréquemment répétée, & que la quantité de ſang qu'on évacue chaque fois ſoit modérée; il faut qu'elles aient le ſoin de ſe procurer la liberté du ventre, & qu'elles ſoient réſervées ſur leur régime. Elles ſont, pour la plupart, attaquées vers le temps de la menſtruation, de chaleurs & de feux qui ſe ſuccédent, & qui ſont remplacés par des ſueurs momentanées qui continuent quelques ſecondes, qui diſparaiſſent pour quelque temps, & qui reviennent pluſieurs fois dans la journée; elles ſont plus mal après leur repas, dans une chambre échauffée, au milieu des aſſemblées, dans leurs lits; la nuit elles ſont agitées, & ont des rêves affreux. Tous ces accidens s'appaiſent par degré pendant quelques ſemaines, & à meſure que le temps de la ceſſation du flux menſtruel approche, ils reviennent ainſi ſucceſſivement pendant une année ou deux, & même plus, & ils ſe terminent quelquefois par un écoulement immodéré, ſouvent par une apoplexie, une paralyſie, ou autre maladie provenant de la plénitude.

Si dans ces circonſtances on fait tirer quatre, cinq, ou ſix onces de ſang tous les deux, trois ou quatre mois, préciſément lorſque la violence des ſymptômes le demande, tous ces accidens peuvent être prévenus; & comme la néceſſité de la ſaignée devient de jour en jour moins urgente, la répétition de cette évacuation peut être portée à de plus grands intervalles.

Il se présente fréquemment quelques circonstances, qui déterminent le Praticien à omettre cette opération, ou du moins qui portent les malades à tellement s'y opposer, qu'on ne peut rien gagner à cet égard; elles alléguent qu'elles sont sujettes aux affections nerveuses, qu'elles n'ont jamais pu supporter la saignée, qu'elle leur a toujours été contraire, & autres choses pareilles: mais toutes les fois qu'elles ont un pouls plein, dur, une grande chaleur, & autres symptômes de ce genre, on ne doit point appréhender que ces affections augmentent; au contraire, comme elles viennent évidemment de la plénitude, il est rare qu'elles ne disparaissent pas au moyen des évacuations modérées & répétées.

Il est assez ordinaire, en pareil cas, d'entendre dire aux femmes que leurs articulations sont gonflées, que la saignée leur amenerait inévitablement une hydropisie à ce terme de la vie; mais si ce gonflement

paraît

paraît être accompagné de dureté, qu'il y ait phlogose, douleur, comme c'est communément le cas, plus ou moins, la saignée & quelques légers laxatifs manqueront rarement d'éloigner ce symptôme, au lieu de l'aggraver ; on pourra donc avoir recours à ces mêmes remedes, si de pareilles apparences ont lieu.

Il est un accident qui arrive souvent vers ce temps, & qui quelquefois est dû à la négligence où l'on est sur les évacuations qui se font vers le période naturel ; d'autres fois à l'usage peu réfléchi des médicamens, & souvent à la constitution particuliere des femmes. Je veux parler du flux immodéré des régles, qui demande quelquefois la plus grande attention, quand on cherche à en restreindre la quantité, & à le régler pour la suite.

Cet accident arrive pour le plus souvent aux femmes d'un tempérament sanguin, qui vivent bien, qui sont accoutumées à des évacuations copieuses, ou aux effets généraux de la plénitude.

Si, chez ces constitutions, les évacuations ne sont pas bien considérables, leur santé est souvent interrompue, soit par des inflammations fréquentes aux amygdales ou à d'autres parties glanduleuses, ou elles ont des rhumatismes, des érésypeles, ou des hémorrhoïdes : si ces femmes perdent leurs mois trop soudainement, elles sont exposées aux maladies que nous venons de rapporter beaucoup plus fréquemment & à un plus haut point que les autres, ou elles éprouvent des pertes excessives & répétées. La plus légere attention aux circonstances dévoilera bientôt les moyens d'obvier aux accidens, & même de les prévenir sans encourir aucun danger : mais quand ils ont lieu, il semble plus prudent de restreindre l'écoulement tant par de doux laxatifs, des boissons rafraîchissantes, le repos, les anodins, un régime exact & des alimens point trop liquides, que par de fréquentes saignées & des astringens de toute espece.

Il est un autre genre de tempérament à qui de pareils écoulemens immodérés sont très-familiers, & telles sont les femmes d'une conſtitution très-irritable, & qui ne paraiſſent pas être même ſenſiblement pléthoriques. Si chez elles les régles ceſſent trop ſoudainement, il arrive quelquefois que l'impétuoſité du ſang ſur le ſyſtême de la matrice produit une violente hémorrhagie, qui affaiblit en même-temps extrêmement, & comme elle augmente l'irritabilité de cette partie de l'économie en particulier, elle expoſe les femmes à des rechûtes bien fâcheuſes & bien fréquentes.

La ſaignée dans ces cas augmenterait inévitablement la maladie : les remedes qui appaiſent l'irritation, les anodins, le repos, les cordiaux en petite quantité, comme le vin & une diéte légere & nutritive, enleve facilement la cauſe, & donne la force aux femmes de ſupporter l'évacuation avec moins de difficulté.

On a vu une fiévre intermittente dont les accès étaient réglés, être accompagnée d'un flux régulier & immodéré; cela arrive de temps à autre, dans le temps où les fiévres automnales sont fréquentes, & notamment aux femmes qui ont souffert des pertes considérables vers le temps de la cessation des régles ; en pareil cas le quinquina, donné aussi largement qu'on a coutume de le faire dans le traitement des fiévres d'accès, remédie sûrement à ces deux affections en même-temps, ensorte que la fiévre & le flux guérissent également.

Quelquefois ces flux immodérés proviennent de quelques causes irritantes, qui siégent dans la matrice ou dans les parties qui lui sont voisines, & parmi celles-ci, il n'en est pas de plus ordinaire que le dépôt de quelques acrimonies qui précédent le cancer de ces parties. En pareil cas, les remedes qui paraissent convenir le plus, sont souvent sans efficacité ; l'évacuation est accompagnée de douleur & d'une chaleur qui darde à travers le pubis d'une hanche à l'autre, & en bas vers le milieu de la cuisse ; souvent il sort, & d'une maniere répétée, de gros caillots de ſang, qui font éprouver beaucoup de douleur dans leur paſſage, & alors l'irritation qui s'enſuit, donne lieu à une plus grande abondance de l'écoulement.

Il eſt aſſez ordinaire que l'on donne, en pareil cas, le quinquina en grande quantité, mais c'eſt bien ſouvent ſans aucun bon ſuccès; en effet la preſcription convenable de ce remede dans les flux de matrice, ne peut être faite que par une perſonne exercée : il eſt nuiſible dans le cas de plénitude ; il paraît également l'être dans le cas dont il vient d'être fait mention ici. Il peut être beaucoup plus utile dans ceux qui proviennent de débilité & de relâchement ; mais on doit toujours craindre qu'en le donnant inconſidérément pour arrêter un écoulement qui provient de cauſes au-deſſus du pouvoir de la Médecine, on aggrave les ſquirrhoſités commençantes, ou autres obſtructions.

Il n'eſt pas néceſſaire d'entrer dans toutes les particularités qui accompagnent cette circonſtance; vous me permettrez cependant, Meſſieurs, de faire quelques remarques sur l'espece de purgatifs qui sont les plus en usage en pareil cas, & sur ceux qui sont avec raison les plus exposés à l'objection.

Il est une opinion généralement reçue chez toutes les femmes, que les purgatifs sont particulierement nécessaires dans ce période de leur vie, & cette opinion est fomentée par le général des Praticiens, qui, si elles faisaient un meilleur choix, agiraient plus prudemment. Elles se recommandent les unes aux autres différentes préparations aloëtiques, telles que la teinture sacrée, les pilules de *Ruffus*, l'élixir de propriété & autres remedes de ce genre, comme autant de purgatifs auxquels elles doivent avoir recours lors de la cessation de leurs régles; mais si l'on réfléchit un peu sur les effets de l'aloès, quelle que soit la préparation où il entre, on verra qu'il produit toujours des hémorrhoïdes, si on le prend trop long-temps & en trop grande dose.

D'après la propriété qu'on lui a remarquée, d'irriter les veines hémorrhoïdales &

les parties voisines, il a long-temps été adopté comme la base de la plupart des remedes donnés dans la vue d'exciter l'écoulement menstruel chez les jeunes filles qui ne l'ont pas au temps ordinaire ou en quantité convenable, & souvent avec succès. C'est donc tenir une conduite bien peu réfléchie, que de prescrire un remede qui est si efficace par la propriété qu'il a d'irriter les vaisseaux hémorrhoïdaux & ceux des parties contigues, & de déterminer le sang avec un degré de force convenable vers la matrice pour produire l'écoulement menstruel, dans un temps où l'on cherche à abattre cette impétuosité plutôt que de l'augmenter. En un mot il paraît étrangement absurde de faire usage de ces remedes quand les régles sont pour cesser; & agir ainsi c'est faire tout ce qu'il faut pour exciter cette évacuation. Au lieu donc de persister dans une routine, qui non-seulement n'est pas raisonnable dans la théorie, mais même meurtriere dans la pratique, il faut saisir toutes les circonstances qui se présentent pour faire connaître une erreur populaire, & lui apporter remede; car il eſt peu d'opinions pareilles en Médecine qui puiſſent avoir des ſuites plus fâcheuſes.

Mon expérience m'a plus d'une fois convaincu des fâcheux inconvéniens qui réſultaient des remedes échauffans; ce ſont des hémorrhoïdes, la ſtrangurie, des flux immodérés des régles, des douleurs atroces dans les reins, qui paraiſſent en tout ſemblables à celles qui accompagnent l'enfantement.

Il eſt vrai qu'il eſt des femmes qui ne ſauraient ſupporter aiſément les purgatifs rafraîchiſſans; les tempéramens faibles, les complexions délicates en ſont principalement affectées; mais il eſt facile de trouver des cathartiques qui ne ſoient ni échauffans, comme l'aloès & autres remedes de nature gommeuſe ou réſineuſe, ni ſi poignans que les ſels. La rhubarbe, le ſéné, la magnéſie, les eaux ſulphureuſes purgatives, de petites doſes de jalap, & différentes combinaiſons de ces remedes, fourniront une aſſez grande quantité de moyens aux Médecins. Mais il ſerait plus utile dans le traitement des affections qui proviennent des cauſes dont nous faiſons mention, de trouver quelques moyens faciles pour prévenir la conſtipation, plutôt que de recourir ſi ſouvent aux purgatifs de toute eſpece. Il arrive ſouvent chez quelques conſtitutions, que les régles ſoient portées beaucoup au-delà du période ordinaire de leur ceſſation chez d'autres ; tant qu'elles coulent réguliérement, & qu'elles ſont en quantité ſuffiſante, les femmes qui n'apperçoivent aucun inconvénient, qui ne ſentent point que leur ſanté en ſouffre en aucune maniere, les laiſſent aller ſans chercher à en arrêter le cours ; en éprouvent-elles quelques atteintes, alors on peut recourir aux moyens qui ſont ſi efficaces pour en diminuer l'écoulement immodéré.

Quand les régles ſont pour ceſſer, le plus ſouvent elles paraiſſent irréguliérement, ſoit pour le temps ou pour la quantité, une fois tous les quinze jours, trois, cinq ou ſix ſemaines, quelquefois en petite quantité, d'autres fois immodérément.

Ces pertes si considérables sont souvent prévenues en faisant tirer du bras quatre ou cinq onces de sang quelques jours après la premiere suppression des régles. La saignée ainsi faite empêche le sang accumulé de se porter avec trop de force vers les vaisseaux de la matrice au période suivant, & de produire de la douleur ou des hémorrhagies trop abondantes ; la nécessité de revenir à la saignée diminue de plus en plus, & la santé se consolide d'une maniere insensible.

Plusieurs femmes ont été incertaines sur les avantages ou les inconvéniens des cauteres qu'on leur avait conseillé vers leur temps critique ; quelques-unes y ont eu recours avec plaisir, dans l'espérance de prévenir tous les maux qu'elles avaient de justes raisons d'appréhender ; d'autres les ont rejettés, dans la crainte d'être forcées de continuer, pour le reste de leur vie, l'usage de ce moyen, qui par lui-même est très-désagréable. Peut-être ce moyen mérite-t-il quelque considération ; quand une femme a été, dès sa jeunesse, sujette à des éruptions cutanées, à des maux d'yeux, à des gonflemens glanduleux, ou qu'il s'eſt manifeſté chez elle quelqu'autres indices d'acrimonie, & que tous aient diſparu vers le temps où les régles ſont devenues régulieres ; ſi elle n'y a aucune répugnance, on doit lui conſeiller le cautere comme pouvant prévenir beaucoup d'accidens.

Si les affections cutanées, les ulcérations, les douleurs errantes, de l'eſpece des cancéreuſes ou des rhumatiſmales, les duretés dans le ſein ou ailleurs paraiſſent d'une maniere évidente, de pareils accidens ſeront probablement diminués par l'uſage des cauteres ; mais quand aucune de ces affections ne ſe manifeſtent, ou n'ont paru, il n'eſt point raiſonnable de propoſer ou de permettre que les femmes s'aſſujettiſſent à un déſagrément, pour ne point lui donner un terme plus dur, dans l'intention de guérir une maladie qui n'exiſte point.

Il eſt néceſſaire, dans bien des cas, de preſcrire la plus grande exactitude ſur la diéte & l'exercice, particuliérement aux femmes pléthoriques qui abondent en humeurs; celles qui ſont ſujettes aux écoulemens abondans doivent entierement quitter le ſouper, autant qu'il leur ſera poſſible, & ne faire aucun uſage des viandes : ſi elles peuvent vivre deux où trois fois la ſemaine de puddings (1), d'herbages & de mets où ils entrent, ce régime contribuera beaucoup, non-ſeulement à prévenir les écoulemens conſidérables, mais encore différens accidens qui dérivent de la plénitude, comme la paralyſie, l'apoplexie, les fiévres & les inflammations. Les boiſſons ſeront pareillement réglées d'après le même plan.

Elles éviteront tous les exercices échauffans, les grandes aſſemblées, les chambres chaudes & fermées, & ſur-tout près les approches du période ordinaire : dans les intervalles l'exercice ſera extrêmement néceſſaire.

(1) Sorte de mets uſités en Angleterre, faits avec de la mie de pain, des œufs, du raiſin & du lait, & dont il y a différentes eſpéces.

Il ne sera point étranger à notre sujet de rapporter deux cas qui paraissent de temps à autre dans la pratique ; & qui occasionnent beaucoup d'embarras aux Médecins comme aux malades.

Une femme qui jouit de la meilleure santé , est quelquefois prise, notamment quand elle a passé trente ans, d'une suppression totale de ses régles beaucoup plutôt qu'elles ne devraient disparaître; une fiévre, une surprise, une anxiété, un froid violent & subit, principalement si ces accidens arrivent vers ce temps, arrêteront totalement l'écoulement.

Cette femme, pendant plusieurs mois, quelquefois un an ou deux, ne ressentira que peu d'effets de cette suppression; elle deviendra potelée, & paraîtra disposée à l'embonpoint; cependant elle se sentira par degré n'être pas si bien qu'à l'ordinaire; elle sera sujette à des fraîcheurs, à des inflammations des amygdales, à des éruptions érésypélateuses, à des rhumatismes, mais plus communément à de fâcheuses affections d'entrailles, soit inflammatoires, bilieuſes ou ſpaſmodiques; l'une ou l'autre de ces affections reviennent fréquemment, & ſouvent avec violence, toutes les ſix ſemaines, deux mois, ou plus long-temps, mais à aucun période régulier, & elles continuent de fatiguer la conſtitution de cette maniere, juſqu'au temps où les régles auraient ceſſé ſpontanément, ſi la perſonne ſurvit aux violentes attaques des coliques, ou autres maladies qui paraiſſent alors.

En donnant la moindre attention à la cauſe de ces déſordres, il ſera aiſé d'en déduire le remede le plus naturel & le plus efficace. Il faut ici ſubſtituer à des diſtances convenables des évacuations faites par art, au lieu des naturelles qui ont été ſupprimées, & s'il eſt poſſible, avant même que les maladies auxquelles la ſuppreſſion donne lieu, aient paru. Il faut faire tirer du ſang en petite quantité deux ou trois fois l'année, donner ſouvent des purgatifs ni trop forts ni trop faibles, & avoir particulierement attention au régime, qui doit être modéré & doux. Quand les premieres impreſſions de mal-aiſe, ou un grand feu, les inquiétudes ou les douleurs commencent à affecter l'eſtomac ou les entrailles, ou quand quelques-uns des ſymptômes qui ont coutume d'être les avant-coureurs des maladies dont nous venons de parler, paraiſſent, c'eſt alors le temps de prévenir les accidens qui naiſſent de cette ſuppreſſion contre nature.

Il ſe préſente encore dans la pratique un autre cas dont il eſt peut-être bon de faire mention ici.

Les femmes d'une conſtitution ſaine & ſanguine en apparence, faiſant peu d'exercice, accoutumées à une nourriture abondante, éprouvent quelquefois une prompte ſuppreſſion de leurs régles à un temps où il y a tout lieu d'attendre qu'elles continueront encore pluſieurs années, comme depuis trente-cinq ans & au-deſſus; elles deviennent en peu de temps replettes, leur ventre ſemble ſe tuméfier; elles y éprouvent des douleurs, de la tenſion; elles ont des picottemens au ſein; cette partie augmente ſouvent en volume; elles ont des mal-aises le matin, du dégoût pour certains alimens, & autres symptômes semblables de grossesse : les femmes mariées sont quelquefois satisfaites de ces symptômes, dans la croyance qu'elles sont dans cet état ; elles se persuadent même ressentir les mouvemens de leur enfant. Ceci arrive plus communément aux femmes qui ont été mariées très-tard, comme entre trente & quarante ans ; leur inexpérience les conduit à conserver cette opinion, & même elles n'en sont détrompées que quand elles ont dépassé le terme de la gestation.

Souvent aussi les femmes qui ont été long-temps mariées, & qui ont eu des enfans, acquièrent soudainement plus d'embonpoint plusieurs années après que leurs régles sont arrêtées ; elles se soupçonnent alors être grosses, & se traitent en conséquence ; elles se privent de tout exercice ; elles mangent ce que leur appétit, souvent insatiable, demande, jusqu'à ce qu'elles soient enfin parvenues au terme où elles voyent qu'elles se sont trompées.

La

La même chose arrive de temps à autre à quelques femmes, vers leur quarantieme année, qui est le temps où le flux périodique doit s'arrêter; le ventre grossit; elles deviennent pesantes, leurs jambes se gonflent, & la crainte où elles sont de devenir hydropiques, occasionne un grand nombre d'accidens. Toutes ces femmes sont communément tourmentées par des hémorrhoïdes; quelquefois on peut découvrir certaines causes probables, d'où cet état contre nature dérive, mais ce n'est pas toujours clairement: quoi qu'il en soit, il est assez facile d'établir quel doit en être le traitement le plus convenable. Quoique la turgescence générale procéde primitivement de la rétention des régles, elle n'est pas pour cela bornée aux seuls vaisseaux de la matrice; tout le systême veineux du bas-ventre est affecté, ainsi que les lymphatiques, à raison de l'oppression générale.

Les jambes souvent se gonflent; les hémorrhoïdes sont presque toujours douloureuses; les malades sont généralement tourmentées de la conſtipation ; elles rendent ſouvent leurs urines, & en petite quantité, & toutes les ſecrétions des fluides tenus, ſont égalemens diminuées. Cependant l'apparence de tout le corps dénote une plénitude générale, mais qui eſt ici bien différente du caractere pâteux de l'habitude d'un hydropique. Les ſaignées répétées en petite quantité procurent toujours du ſoulagement ; le ſoufre & la magnéſie, ou d'autres laxatifs doux donnés conſtamment, préviennent les hémorrhoïdes, & conſervent le ventre convenablement ouvert. L'exercice réglé, ſoit à cheval, ſoit en voiture, eſt abſolument néceſſaire pour opérer la cure, qui eſt ſouvent lente & ennuyeuſe à ſe faire attendre, mais auſſi qui en général eſt certaine. Les purgatifs de la claſſe des draſtiques ſont ſouvent nuiſibles, ainſi que les ſaignées copieuſes, quoique cependant de petites ſoient eſſentiellement néceſſaires ; leur nourriture ſera légére, mais pas trop liquide. Par tous ces moyens, la plénitude générale baiſſe graduellement ; le retour des régles rarement se manifeste, excepté quelques légéres apparences de temps à autre.

Permettez-moi encore, Messieurs, avant de finir, de vous parler d'un autre cas, qui, quoique ne se rapportant pas absolument à mon sujet, ne lui est cependant pas entiérement étranger. Il n'est rien peut-être de plus pénible aux femmes, ni en général de plus difficile à traiter, qu'une menstruation laborieuse; elle détériore leur santé présente, & paraît les rendre moins propre par la suite aux fonctions de la maternité. C'est un mal qui n'offre qu'un avenir inquiétant à celles qui en sont attaquées; j'ai été assez heureux pour en soulager plusieurs par le procédé suivant, qui n'est pas bien long, ni difficile à suivre. Il faut toujours que les femmes portent sur elles quelques pilules faites avec l'extrait thébaïque, à la dose d'un grain pour chaque, en lui donnant pour excipient un peu d'une couserve quelconque; elles prendront une de ces pilules au moment où elles sentiront survenir les douleurs qui ont coutume d'accompagner l'évacuation; elles pourront prendre chaque heure une de ces pilules, jusqu'à ce que les inquiétudes soient dissipées. Rarement les accidens en demandent plus de deux, souvent une seule suffit, si elles la prennent dès le commencement, car ce doit être une régle constante dans l'usage des anodins de les donner de bonne heure quand ils sont visiblement indiqués. La dose des opiacès requise pour prévenir la douleur, est beaucoup moindre que celle qu'il faut pour l'appaiser quand elle est dans sa force.

Il faut que la malade se tienne dans son lit, ou au moins couchée dessus une chaise longue dans une position inclinée. La boisson sera quelques infusions délayantes, comme du thé, du petit-lait coupé, du bouillon léger, ou celle que leur constitution particuliere pourra demander.

Quand le temps sera passé, on pourra recourir aux martiaux & aux amers, en petite dose; elles en continueront l'usage quelques jours après le retour périodique, & l'on tiendra le ventre ouvert par quelques laxatifs convenables ; deux ou trois grains d'extrait cathartique, avec moitié de chaux d'antimoine non lavé, pris chaque nuit, réussiront souvent parfaitement : les anodins doivent toujours être sous leur main, pour en prendre quand la douleur vient, & la dose sera en suffisante quantité pour l'appaiser.

Cette douleur poignante semble être spasmodique, & provenir de la grande irritabilité du systême de la matrice ; le sang qui y est naturellement porté pour y être évacué, en distendant les vaisseaux très-irritables, occasionne le spasme ; celui-ci produit une contriction dans les vaisseaux, qui alors deviennent imperméables, & l'effort pour l'écoulement continuant, la douleur devient violente & générale, jusqu'à ce que la malade, fatiguée par la résistance, soit affaiblie & s'affaisse ; les fluides sont alors portés au-dehors, il survient quelque relâche, mais les malades sont souvent si accablées, qu'elles ne peuvent recouvrir leurs forces ordinaires avant la crise suivante.

Les fleurs blanches sont souvent la suite de tout ce désordre, & la matrice semble tellement souffrir, qu'elle se trouve par degré entierement incapable de servir au grand œuvre de la reproduction. Je crois que la plupart des Médecins ont observé comme moi, que le plus grand nombre des femmes qui avaient été tourmentées de la maniere dont on vient de le voir, n'avaient point eu d'enfans.

FIN.

www.ingramcontent.com/pod-product-compliance
Ingram Content Group UK Ltd.
Pitfield, Milton Keynes, MK11 3LW, UK
UKHW020955220726
13924UKWH00002B/701